Kopfschmerzen Abhilfe Führung

Dr. Sheila Harrison

Inhaltsverzeichnis

Rezension

Erfahren Sie mehr über die verschiedenen Arten von Kopfschmerzen, einschließlich Migräne und Spannungskopfschmerz, ihre Symptome, Ursachen, Vorbeugung, Hausmittel und Behandlung.

Kopfschmerzen sind eine häufige Erkrankung, die durch Schmerzen im Kopf- oder oberen Nackenbereich gekennzeichnet ist. Es gibt viele verschiedene Arten von Kopfschmerzen – häufige und seltene. Hier finden Sie einen Leitfaden zu 15 bekannten Arten von Kopfschmerzen und deren Behandlung.

Primäre Kopfschmerzen vs. sekundäre Kopfschmerzen

Kopfschmerzen können in zwei Kategorien eingeteilt werden: primär und sekundär.

Ein primärer Kopfschmerz tritt als eigenständige Erkrankung auf und steht in keinem Zusammenhang mit einer anderen Ursache. Die Haupttypen der primären Kopfschmerzen sind Migräne, Spannungskopfschmerz, Cluster Kopfschmerz und hypnotischer Kopfschmerz.

Andererseits treten sekundäre Kopfschmerzen als Folge einer anderen Erkrankung auf – dazu gehören Hormon Kopfschmerzen, die aufgrund einer Hormonveränderung auftreten, Kopfschmerzen bei Kopfverletzungen, die nach einer Gehirnerschütterung oder einem Schleudertrauma auftreten, und sogar Kater Kopfschmerzen, die nach einer Nacht voller übermäßiger Kopfschmerzen auftreten Alkoholkonsum.

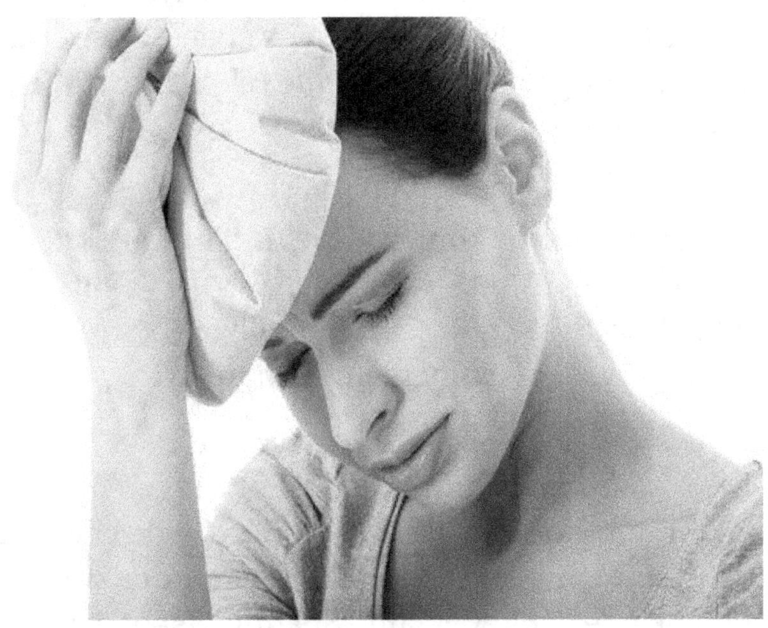

Nummer 1

Spannungs-Kopfsc hmerz

Spannungskopfschmerzen gehören zu den häufigsten Kopfschmerzarten und verursachen Schmerzen hinter den Augen und im Nackenbereich. Zu den Symptomen gehören Muskelverspannungen in der Schläfe, das Gefühl eines engen Druck Bandes um den Kopf und anhaltende, aber nicht pochende Schmerzen.

Die Schmerzen können leicht bis stark sein und Frauen im Alter von 20 bis 40 Jahren sind typischerweise anfälliger für Spannungskopfschmerzen als Männer.

Die meisten Erfahrungen mit Spannungskopfschmerzen sind episodischer Natur, das heißt, sie treten sporadisch ein- oder zweimal im Monat oder seltener auf. Spannungskopfschmerzen können jedoch auch chronisch sein.

Spannungskopfschmerzen werden häufig mit Stress, Müdigkeit, Arthritis, Angstzuständen oder

Depressionen in Verbindung gebracht, können aber auch eine Folge einer schlechten Körperhaltung, Überanstrengung der Augen sowie einer Zahn- oder Kieferknochenfehlstellung sein.

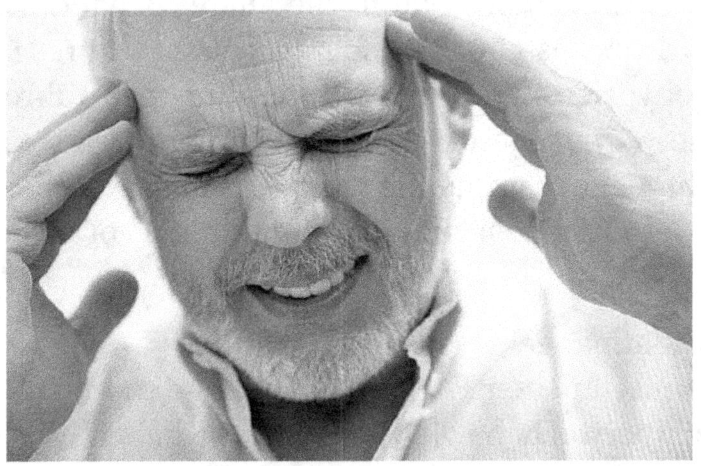

Spannungsform von Kopfschmerzen

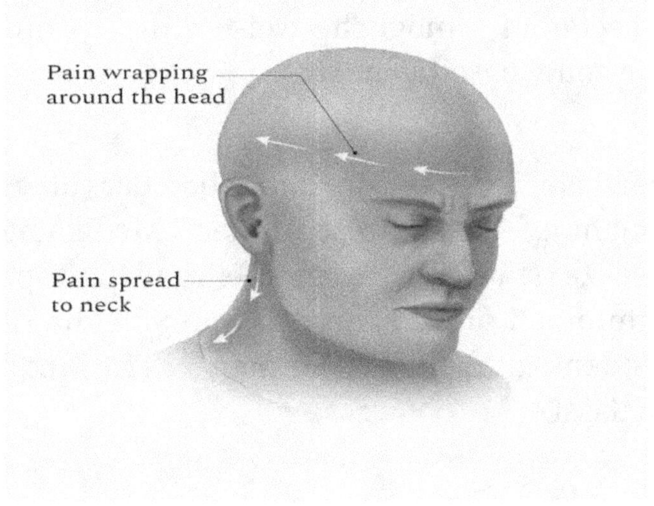

Behandlung von Spannungskopfschmerzen

Bei Spannungskopfschmerzen (und den meisten Kopfschmerzen) kann die erste Behandlungslinie darin bestehen, mehr Wasser zu trinken. Dehydrierung kann zu Kopfschmerzen führen oder diese verschlimmern. Daher kann eine erhöhte Flüssigkeitsaufnahme dazu beitragen, Kopfschmerzen zu lindern und ihnen vorzubeugen.

Schlafmangel ist ein häufiger Auslöser für Kopfschmerzen. Achten Sie daher darauf, jede Nacht zu überwachen, wie viel Schlaf Sie haben.

Über diese Strategien hinaus können rezeptfreie Medikamente (OTC) wie Ibuprofen, Aspirin und Paracetamol möglicherweise die Kopfschmerz Symptome beseitigen.

Seien Sie jedoch vorsichtig bei der übermäßigen Einnahme dieser rezeptfreien Medikamente, da diese zu stärkeren, wiederkehrenden Kopfschmerz Symptomen führen können, wenn Sie die Einnahme beenden und die Wirkung der Medikamente nachlässt.

Migräne

Migräne sind mittelschwere bis starke Kopfschmerzen, die sich als pochender Schmerz auf einer Seite des Kopfes äußern. Dies kann von anderen Symptomen wie Übelkeit und erhöhter Empfindlichkeit gegenüber Umgebungslicht und -geräuschen begleitet sein.

Migräne ist ein kompliziertes Ereignis, das durch unterschiedliche Ursachen ausgelöst werden kann und auch die Symptome können sich unterschiedlich äußern. Obwohl schwere chronische Migräneanfälle die Lebensqualität beeinträchtigen können, treten Migräne im Allgemeinen in einem erkennbaren Muster auf, das ihre Diagnose und Behandlung erleichtert.

Was eine Migräne von Kopfschmerzen unterscheidet, ist, dass sie in der Regel mehrere Stadien durchläuft:

1. **Die Prodromalphase**: Warnzeichen vor der Migräne können ein bis zwei Tage vor dem Migräneanfall auftreten (Verstopfung, Depression, Heißhungerattacken,

Hyperaktivität, Reizbarkeit, Nackensteifheit usw.).

2. **Die Aura-Phase**: Bei manchen Menschen kann es zu Sehstörungen kommen oder visuelle Auren kurz vor dem Angriff.
Einige erleben diese Phase nicht, sondern können stattdessen Stimmungsschwankungen, Müdigkeit, geistige Unruhe, Flüssigkeitsansammlung, Durchfall, vermehrtes Wasserlassen, Übelkeit und verstopfte Nase verspüren.

3. **Die Angriffsphase**: Dabei handelt es sich um einen pochenden Schmerz, der normalerweise über den Augen zu spüren ist und eine Seite des Kopfes betrifft und einige Stunden bis mehrere Tage anhalten kann. Körperliche Aktivität und Bewegung verschlimmern die Schmerzen meistens.

4. **Die postdromale Phase**: Der Schmerz lässt nach.

Migräne kann jeden treffen, obwohl sie bei erwachsenen Frauen häufiger auftritt als bei Männern. Manche Frauen finden, dass vielleicht

Migräneattacken in der Regel mit ihrem Menstruationszyklus zusammenfallen.

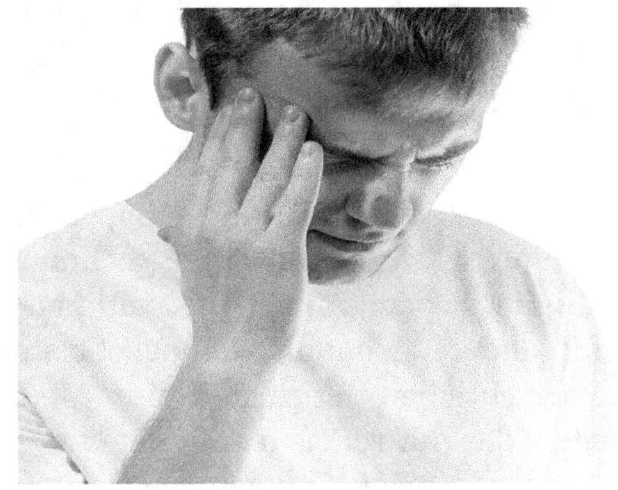

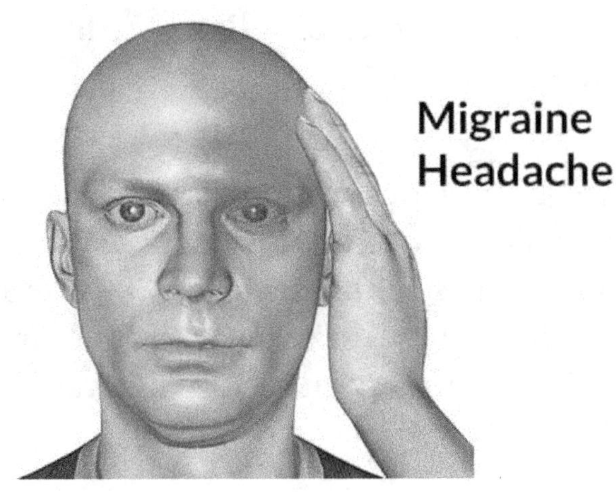

Migränebehandlung

Da Migräne durch mehrere Faktoren verursacht werden kann, hängt die beste Strategie zur Behandlung von Migräne von der Häufigkeit und Schwere Ihrer Symptome und davon ab, wie diese sich auf Ihr Leben auswirken.

OTCs wie Paracetamol und Ibuprofen können helfen, einige Magenschmerzen zu lindern. Wenn Ihre Migräne jedoch anhält, konsultieren Sie einen Arzt für andere Behandlungsmöglichkeiten. Einige Ärzte verschreiben möglicherweise Medikamente, die helfen, das Auftreten von Migräne zu verhindern. Diese sind in der Regel mit einigen Nebenwirkungen verbunden. Nehmen Sie diese Medikamente daher nur auf Rezept ein.

Es wird hilfreich sein, sich so weit wie möglich von den Auslösern Ihrer Migräne fernzuhalten. Sie können Ihre potenziellen Migräneauslöser aufschreiben, um Ihnen und Ihrem Arzt dabei zu helfen, sie langfristig zu identifizieren.

Nummer 3
Cluster-Kopfschmerz

Wie der Name schon sagt, handelt es sich bei Cluster-Kopfschmerzen um primäre Kopfschmerzen, die in „Clustern" von bis zu acht Mal pro Tag auftreten. Diese Art von Kopfschmerzen kann zu starken, kräftezehrenden Schmerzen führen, die plötzlich auftreten. Dies gilt oft als eine der schmerzhaftesten Arten von Kopfschmerzen und wird als sengender, stechender Schmerz beschrieben, der hinter dem Auge oder seitlich am Kopf auftritt.

Bei Clusterkopfschmerzen handelt es sich um kurze Anfälle, die etwa 15 Minuten bis 3 Stunden dauern. Diese täglichen Cluster treten in Zyklen auf, die Wochen oder Monate dauern können, wobei Cluster-Kopfschmerzen täglich auftreten. Zwischen diesen Zyklen liegt die Remissionsphase, die Monate oder Jahre dauern kann und in der die Person typischerweise keine Kopfschmerzen hat. Bei Patienten mit Remissionsphasen, die weniger als einen Monat dauern, spricht man von chronischen Clusterkopfschmerzen.

Ein wesentliches Merkmal, das Cluster-Kopfschmerzen von Migräne unterscheidet, sind die Maßnahmen, die die Wirkung des Kopfschmerzes während eines Anfalls verschlimmern oder abschwächen. Migränepatienten entscheiden sich oft dafür, sich während eines Anfalls in einen dunklen Raum zu legen oder still zu bleiben, da Bewegung die Migräne tendenziell verschlimmert.

Auf der anderen Seite sind die meisten Menschen, die unter Cluster-Kopfschmerzen leiden, der Meinung, dass Stillhalten die Schmerzen nicht lindert, und neigen dazu, während eines Anfalls unruhig zu sein und sich zu bewegen. Möglicherweise greifen sie sogar dazu, ihren Kopf gegen etwas zu schlagen, um von den Schmerzen abzulenken.

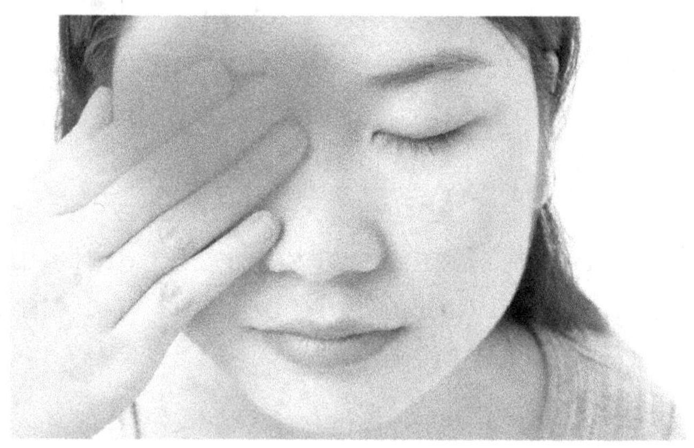

Cluster-Kopfschmerz

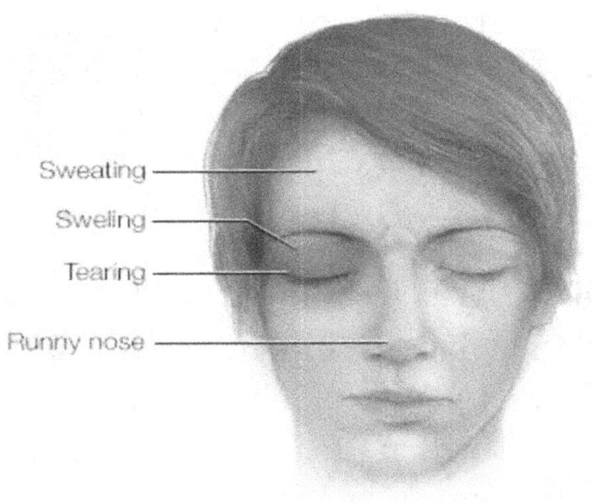

Behandlung von Cluster-Kopfschmerzen

Nach Angaben der American Migraine Foundation werden Personen mit Cluster-Kopfschmerzen häufig von Ärzten falsch behandelt, die versuchen, ihre Symptome auf die gleiche Weise wie bei Migräne zu behandeln. Cluster-Kopfschmerzen und Migräne sind jedoch unterschiedliche Formen von Kopfschmerzen, die unterschiedliche Arten der Behandlung erfordern.

Es gibt verschiedene Möglichkeiten, die Symptome von Cluster-Kopfschmerzen zu lindern, darunter die Verschreibung von Steroiden, vorbeugende Medikamente und andere neuere experimentelle Behandlungen, die derzeit entwickelt werden.

Der beste Weg, einen für Sie geeigneten Behandlungsplan zu finden, besteht darin, einen Spezialisten (Neurologen) zu konsultieren, um einen individuellen Behandlungsplan für starke Kopfschmerzen zu erstellen, die Ihre Lebensqualität beeinträchtigen.

Nummer 4
Hypnotischer Kopfschmerz

Hypnotische Kopfschmerzen sind eine seltene Art von Kopfschmerzen, die beim Schlafen auftreten. Diese werden manchmal als „Wecker Kopfschmerzen" bezeichnet, weil sie Menschen aus dem Schlaf wecken.

Diese Kopfschmerzen treten häufig an mehreren Tagen in der Woche jede Nacht etwa zur gleichen Zeit auf, wobei jeder Anfall zwischen 15 Minuten und 4 Stunden dauert. Die Schmerzen können leicht bis stark sein und von Migräne-ähnlichen Symptomen wie Übelkeit sowie Licht- und Geräuschempfindlichkeit begleitet sein.

Die genaue Ursache hypnotischer Kopfschmerzen ist derzeit noch unbekannt, obwohl einige Experten glauben, dass sie mit Problemen in den Teilen des Gehirns zusammenhängen könnten, die an der Schmerzbewältigung, dem REM-Schlaf und der Melatoninproduktion beteiligt sind.

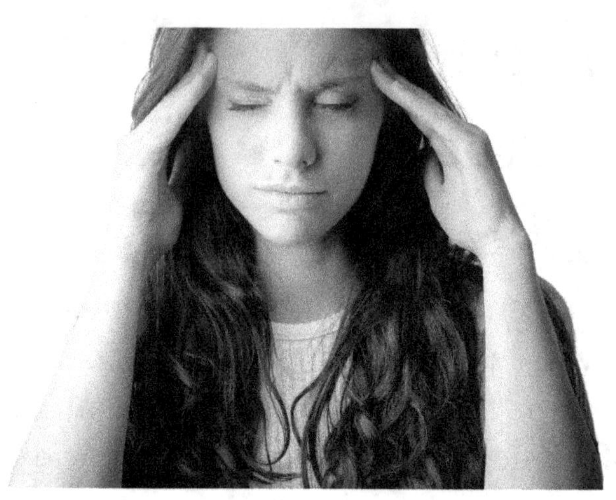

Hypnotische Kopfschmerzbehandlung

Obwohl es derzeit keine spezifischen Behandlungsmöglichkeiten für hypnotische Kopfschmerzen gibt, empfiehlt Ihnen Ihr Arzt möglicherweise, vor dem Schlafengehen eine Dosis Koffein in Form von Kaffee einzunehmen, da es nachweislich hilft, hypnotische Kopfschmerzattacken zu reduzieren, ohne schwere Nebenwirkungen zu verursachen.

OTC-Medikamente können zur Schmerzlinderung eingenommen werden, eine langfristige Einnahme dieser Medikamente kann jedoch zu chronischen Kopfschmerzen führen. Sprechen Sie immer mit Ihrem Arzt, bevor Sie neue Medikamente ausprobieren.

Nummer 5
Sinus Kopfschmerzen

Nebenhöhlen Kopfschmerzen (sogenannte Rhinosinusitis) sind seltene sekundäre Kopfschmerzen, die aufgrund einer viralen oder bakteriellen Nebenhöhlenentzündung auftreten. Zu den Symptomen gehören dicker, verfärbter Nasenausfluss, verminderter Geruchssinn, Gesichtsschmerzen oder -druck und Fieber.

Es kommt recht häufig vor, dass Menschen, die sich „Selbst Nebenhöhlen Kopfschmerzen" „selbst diagnostizieren", tatsächlich an Migräne leiden, was auf gemeinsame Symptome wie Stirn- und Gesichtsdruck auf den Nebenhöhlen, verstopfte Nase und laufende Nase zurückzuführen ist.

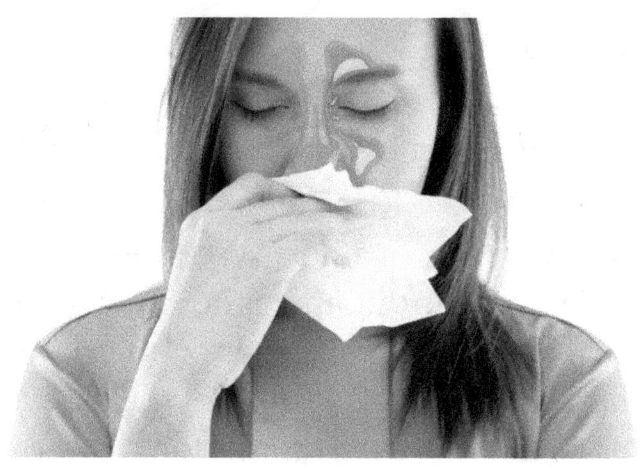

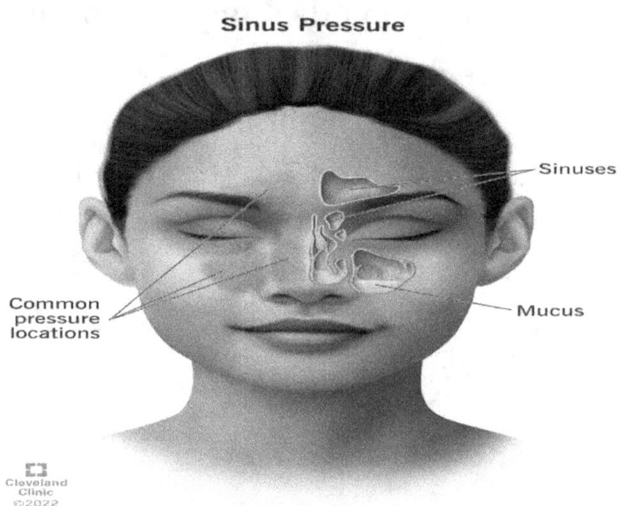

Behandlung von Sinus Kopfschmerzen

Wenn bei Ihnen eine bakterielle Nasennebenhöhlenentzündung diagnostiziert wurde, sollte Ihnen der Arzt eine Antibiotika Kur verschreiben, die die Kopfschmerz Symptome nach einigen Tagen abklingen lassen sollte.

Wenn die Schmerzen anhalten, wenden Sie sich erneut an Ihren Arzt, da Sie möglicherweise eher an Migräne als an Nebenhöhlen Kopfschmerzen leiden, die eine andere Art der Behandlung erfordern. Ihr Arzt verschreibt Ihnen dann möglicherweise eine Migräne-spezifische Behandlung und prüft, ob sich Ihre Symptome bessern.

Nummer 6
Augenmigräne

Augenmigräne ist eine seltene Erkrankung, die durch einen vorübergehenden Sehverlust auf einem Auge gekennzeichnet ist. Dies wird häufig durch eine verminderte Durchblutung oder Krämpfe in Blutgefäßen innerhalb der Netzhaut oder hinter dem Auge verursacht.

Augenmigräne kann schmerzlos sein oder zusammen mit oder nach einem Migräne Kopfschmerz auftreten, wobei sich das Sehvermögen des betroffenen Auges im Allgemeinen innerhalb einer Stunde wieder normalisiert. Zu den Symptomen gehört ein kleiner blinder Fleck, der das zentrale Sehvermögen auf dem Auge beeinträchtigt und sich vergrößern kann, was dazu führen kann, dass Sie nicht mehr fahren oder gehen können, wenn der Anfall außerhalb des Hauses auftritt.

Augenmigräne werden oft fälschlicherweise zur Beschreibung verwendet, visuelle Migräne, die viel häufiger und harmloser sind.

Behandlung von Augenmigräne

Der erste Schritt besteht darin, Ihren Arzt zu konsultieren, der feststellen wird, ob Sie an Augenmigräne oder einer anderen Erkrankung leiden. Da die Anfälle in der Regel weniger als eine Stunde dauern, benötigen die meisten Menschen normalerweise keine Behandlung und es wird ihnen geraten, ihre Aktivitäten während der Dauer des Anfalls einzustellen, bis sich ihr Sehvermögen wieder normalisiert.

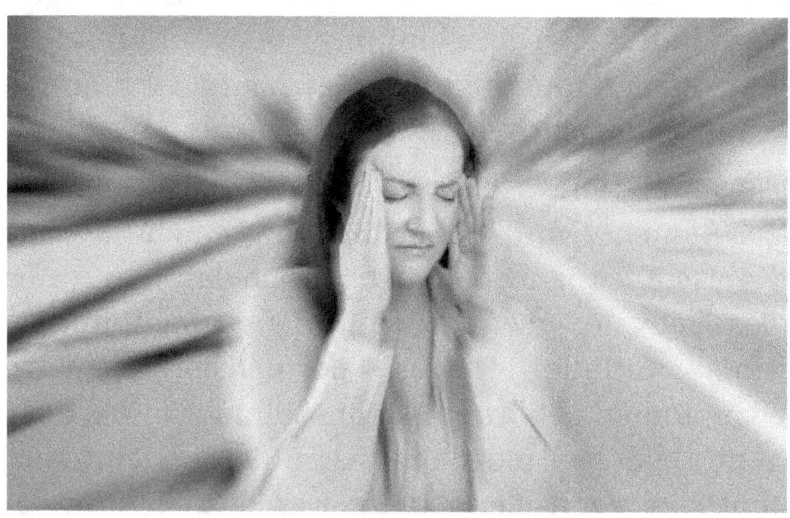

Ein plötzlicher Sehverlust auf einem Auge kann mit einem schwerwiegenden Augenproblem zusammenhängen, das nicht mit Kopfschmerzen zusammenhängt. Wenn Sie plötzlich einen blinden Fleck in Ihrem Sehvermögen bemerken, konsultieren Sie sofort einen Augenarzt, um festzustellen, ob es sich um ein vorübergehendes harmloses Sehproblem oder um ein Symptom für etwas Ernsteres wie eine Netzhautablösung oder ein anderes Problem handelt Schlaganfall.

Nummer 7
Visuelle Migräne / Migräne-Aura

Manche Menschen erleben kurz vor ihrem Migräneanfall ein Phänomen namens visuelle Migräne oder Migräne-Auren. Diese treten oft plötzlich auf und verschwinden innerhalb von etwa 30 Minuten und können von Migräne, Kopfschmerzen begleitet sein oder auch nicht.

Diese können sich äußern als:

1. Ein flackernder blinder Fleck nahe der Mitte des Sichtfeldes
2. Ein wellenförmiger Ring aus farbigem Licht, der einen zentralen blinden Fleck umgibt
3. Ein blinder Fleck, der langsam durch Ihr Gesichtsfeld wandert

Eine Möglichkeit, festzustellen, ob Sie unter einer Augenmigräne oder einer visuellen Migräne leiden, besteht darin, ein Auge zu schließen. Wenn die Störung nur auf einem Auge auftritt, handelt es sich wahrscheinlich um eine Augenmigräne, und wenn sie auf beiden Augen auftritt, handelt es sich wahrscheinlich um eine Augenmigräne visueller Migräne.

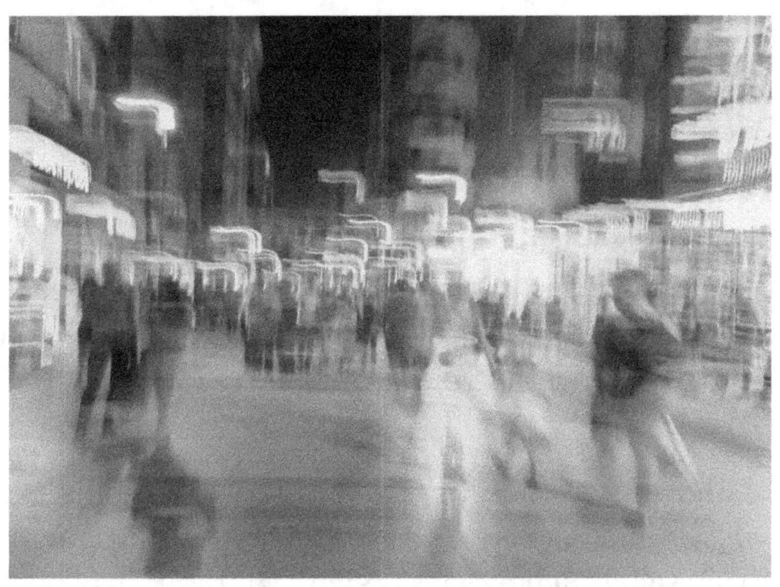

Behandlung von visueller Migräne

Wie bei Augenmigräne besteht der erste Schritt darin, einen Arzt wegen Ihrer Sehprobleme zu konsultieren.

Der beste Weg, einer visuellen Migräne vorzubeugen, besteht darin, die Auslöser der Migräne zu meiden und ausreichend zu schlafen. Sie können gelegentlich auch rezeptfreie Arzneimittel einnehmen, um die Kopfschmerzen zu lindern.

Nummer 8
Hormon Kopfschmerz (Kopfschmerzen während der Menstruation)

Aufgrund der natürlichen Schwankungen des Hormonspiegels, die Frauen im Laufe des Monats erleben, leiden viele Frauen rund um die Zeit ihres Menstruationszyklus unter unangenehmen Symptomen, einschließlich Kopfschmerzen.

Aufgrund des natürlichen Abfalls des Östrogenspiegels in dieser Zeit ist es wahrscheinlicher, dass sich Migräne in den zwei Tagen vor einer Menstruationsperiode oder in den ersten drei Tagen einer Menstruationsperiode entwickelt.

Zu den weiteren Ursachen für hormonelle Kopfschmerzen gehören über die Menstruation hinaus die Einnahme kombinierter oraler Kontrazeptiva (die Östrogen enthalten), die eine pillenfreie Woche, die Wechseljahre und eine Schwangerschaft mit sich bringen.

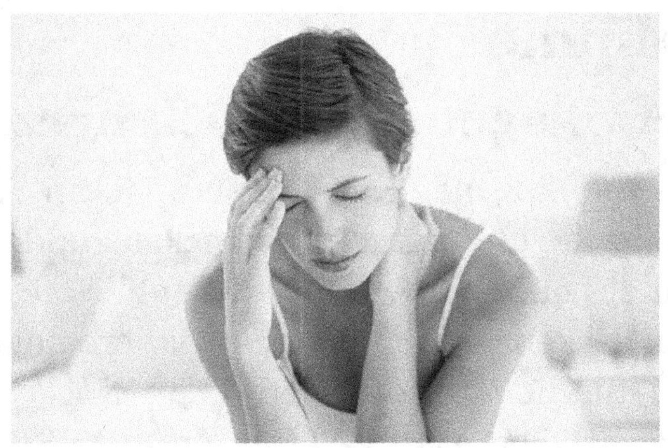

Hormon Kopfschmerzbehandlung

Die Behandlung von Hormon Kopfschmerzen umfasst typischerweise die Linderung der Kopfschmerz Symptome durch rezeptfreie Medikamente oder verschriebene Medikamente, die etwa zum Zeitpunkt der Periode eingenommen werden.

Wenn Ihre Kopfschmerzen durch einen Abfall des Östrogenspiegels während der einnahmefreien Woche der Einnahme kombinierter Antibabypillen verursacht werden, können Sie Ihren Arzt bezüglich der Umstellung auf ein kontinuierliches Kontrazeptivum wie Kombinationspillen ohne Pause, Minipillen nur mit Progesteron usw. konsultieren. und Verhütungsimplantate.

Lesen Sie unseren praktischen Leitfaden, um mehr darüber zu erfahren: In Malaysia gibt es verschiedene Arten von Empfängnisverhütung.

Nummer 9
Zervikogener Kopfschmerz

Ein zervikogener Kopfschmerz ist ein Schmerz, der sich im Nacken entwickelt und in den Hinter- und Vorderkopf ausstrahlt, oft begleitet von Nackensteifheit. Diese resultieren häufig aus strukturellen Problemen im Nacken- und Halswirbelbereich (Wirbel an der Spitze der Wirbelsäule).

Zervikogene Kopfschmerzen können bei Menschen auftreten, die in Berufen arbeiten, bei denen ein erhöhtes Risiko für Nackenschmerzen besteht, wie etwa Taxifahrer und Hilfsarbeiter. Zervikogene Kopfschmerzen können auch nach einer Rückenverletzung wie einem Schleudertrauma auftreten.

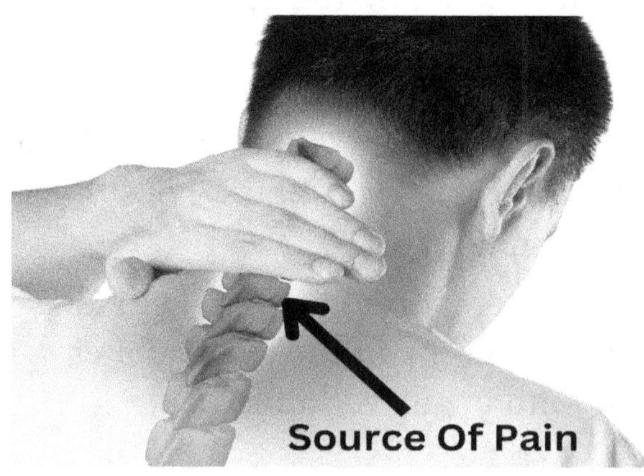

Behandlung von zervikogenen Kopfschmerzen

Die Behandlung von zervikogenen Kopfschmerzen konzentriert sich auf die Beseitigung der Ursache von Nackenschmerzen. Ihr Arzt kann Ihnen Medikamente oder rezeptfreie Schmerzmittel verschreiben, um die schmerzhaften Symptome zu lindern.

Physiotherapie mit Weichteilmassage und Gelenkbewegungen kann ebenfalls eine wirksame Behandlung sein, da sie direkt die Ursache der Nackenschmerzen bekämpft, die zu zervikogenen Kopfschmerzen führen.

Nummer 10
Kopfschmerzen nach einer Verletzung

Ein posttraumatischer Kopfschmerz ist ein sekundärer Kopfschmerz, der in den Tagen und Wochen nach einer traumatischen Kopfverletzung auftreten kann.

Kopfschmerzen unmittelbar nach einer Kopfverletzung sind recht häufig und lassen in den darauffolgenden Tagen in der Regel nach, anhaltende Kopfschmerzen, die länger anhalten, werden jedoch als Kopfschmerzen nach der Verletzung betrachtet.

Diese Arten von Kopfschmerzen werden oft als täglicher Dauerschmerz charakterisiert, der beide Seiten des Kopfes betrifft. Diese Schmerzanfälle sind in der Regel leicht bis mittelschwer, es kann jedoch zu leichten Schmerzspitzen kommen, die denen einer Migräne ähneln.

Zu den weiteren Veränderungen und Symptomen, die nach einer Verletzung auftreten können, gehören neurologische Symptome wie Schwindel, verschwommenes Sehen, Schlafstörungen und Ohrgeräusche.

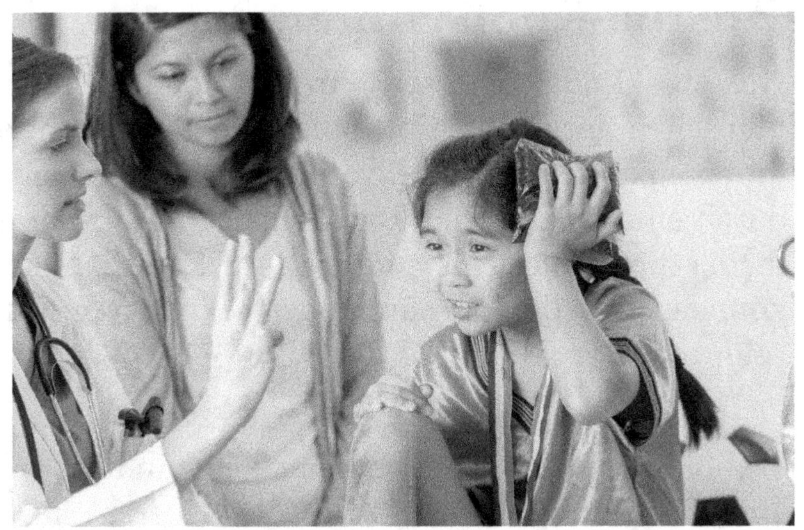

Behandlung von Kopfschmerzen nach einer Verletzung

Die Behandlung dieser Art von Kopfschmerzen erfolgt symptomatisch und besteht häufig aus Spannungskopfschmerz Behandlungen wie Medikamenten. Ihr Arzt wird Ihnen möglicherweise auch raten, sich nach einer traumatischen Verletzung ausreichend auszuruhen und zu schlafen, um die Symptome zu lindern, und den Konsum von Stimulanzien wie Nikotin und Alkohol zu vermeiden.

Nummer 11
Husten Kopfschmerzen

Husten Kopfschmerzen treten bei manchen Menschen auf, wenn sie Kopfschmerzen haben, die durch einen Hustenanfall verursacht werden, der oft durch einen plötzlichen Druckanstieg im Bauch und in der Brust ausgelöst wird. Diese Kopfschmerzen können entweder primärer oder sekundärer Natur sein.

Wenn Sie an einer Nebenhöhlenentzündung oder einer Erkältung leiden, kann Ihr Husten stärker werden, was das Risiko von Husten Kopfschmerzen erhöht. Diese Kopfschmerzen können auch nach Niesen, Lachen, Anstrengung beim Stuhlgang und zu langen Bücken auftreten.

Diese Arten von Kopfschmerzen sind in der Regel nicht schwerwiegend, insbesondere wenn es sich um primäre Kopfschmerzen handelt, die sich von selbst bessern. Sekundäre Husten Kopfschmerzen könnten jedoch auf ein ernsteres Problem hinweisen (eine abnormale Schädelform, eine Schwäche in einem Gehirn, Blutgefäß, die zu einem Aneurysma, einem Hirntumor usw. führen könnte).

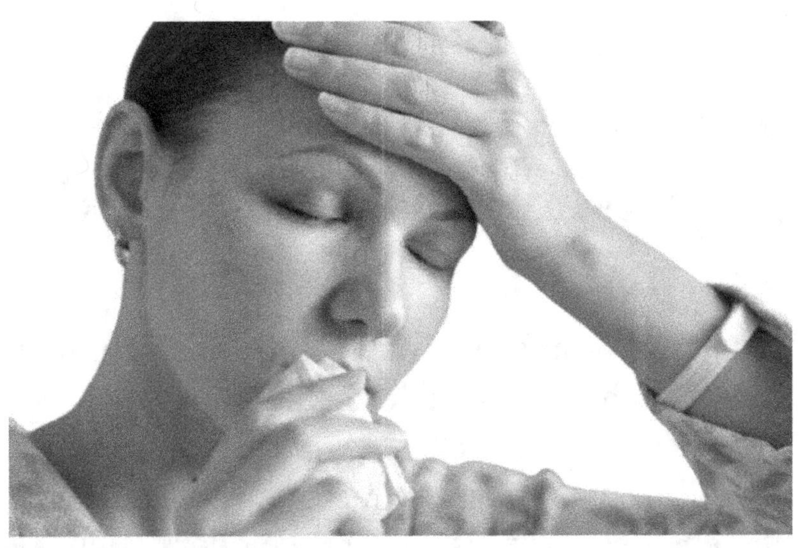

Behandlung von Husten Kopfschmerzen

Primäre Husten Kopfschmerzen können oft mit Medikamenten wie rezeptfreien entzündungshemmenden Medikamenten zur Linderung des Hustens und Blutdruck Medikamenten behandelt werden.

Die Behandlung sekundärer Husten-Kopfschmerzen ist komplexer und hängt davon ab, was der Arzt als Ursache feststellt, ob es sich um eine Schädelfehlbildung oder einen Hirntumor handelt.

Nummer 12
Belastungskopfschmerz (Kopfschmerz nach dem Training)

Belastungskopfschmerzen sind Kopfschmerzen, die durch körperliche Aktivität wie Sport ausgelöst werden. Diese Art von Kopfschmerzen wird oft als pulsierender Schmerz auf beiden Seiten des Kopfes während oder nach dem Training empfunden und dauert normalerweise nicht länger als einige Minuten.

Obwohl die Ursachen unbekannt sind, glauben einige medizinische Experten, dass anstrengendes Training die Blutgefäße im Schädel verengt und zu Kopfschmerzen führt. Diese Kopfschmerzen treten häufig bei sportlicher Betätigung, bei heißem Wetter oder in großen Höhen auf.

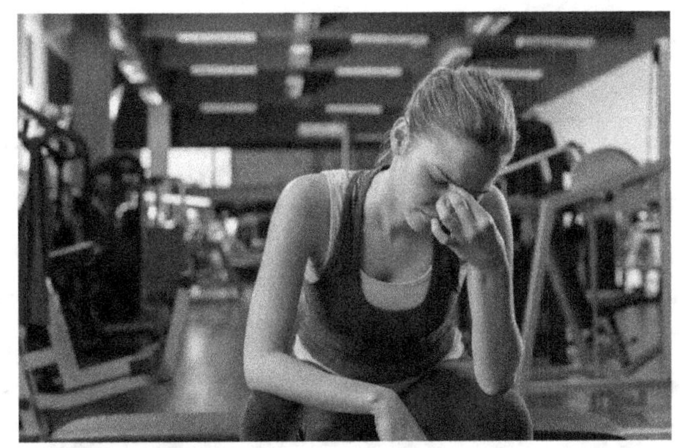

Behandlung von Belastungskopfschmerzen

Die meisten Belastungskopfschmerzen verschwinden innerhalb weniger Monate von selbst. Sie können rezeptfreie Medikamente einnehmen, um die Kopfschmerzen zu lindern und ein heißes Handtuch oder Heizkissen auf Ihre Stirn legen. Außerdem sollten Sie vor, während und nach dem Training reichlich Flüssigkeit zu sich nehmen, um einer Dehydrierung vorzubeugen.

Wenn Sie nach dem Training häufig Kopfschmerzen bekommen und andere ungewöhnliche Symptome bemerken, vereinbaren Sie einen Termin mit Ihrem Arzt, um schwerwiegende Grunderkrankungen auszuschließen.

Nummer 13
Kopfschmerz durch Stimulanzien

Kopfschmerzen und Migräne werden mit Personen mit Aufmerksamkeitsdefizitstörung (ADS) und Aufmerksamkeitsdefizit-Hyperaktivitätsstörung (ADHS) in Verbindung gebracht, denen Stimulanzien wie Adderall verschrieben werden.

Die meisten Menschen berichten von zwei verschiedenen Arten von Kopfschmerzen, wenn sie Medikamente zur Behandlung von ADHS und ADS einnehmen. Bei der ersten handelt es sich um einen leichten Kopfschmerz, der normalerweise am Hinterkopf zu spüren ist und am Ende der Dosis auftritt. Diese Art von Kopfschmerzen ist relativ erträglich und kann bei Bedarf in der Regel durch die Einnahme von rezeptfreien Medikamenten gelindert werden.

Die zweite Art von Kopfschmerzen ist tendenziell stärker und strahlt normalerweise während der gesamten Dauer der Dosis (und manchmal sogar nach dem Abklingen jeder Dosis) über den gesamten Kopf aus. Patienten mit einer familiären

Vorgeschichte von Migräne sind häufig anfälliger für diese Art von schweren Kopfschmerzen als Nebenwirkungen.

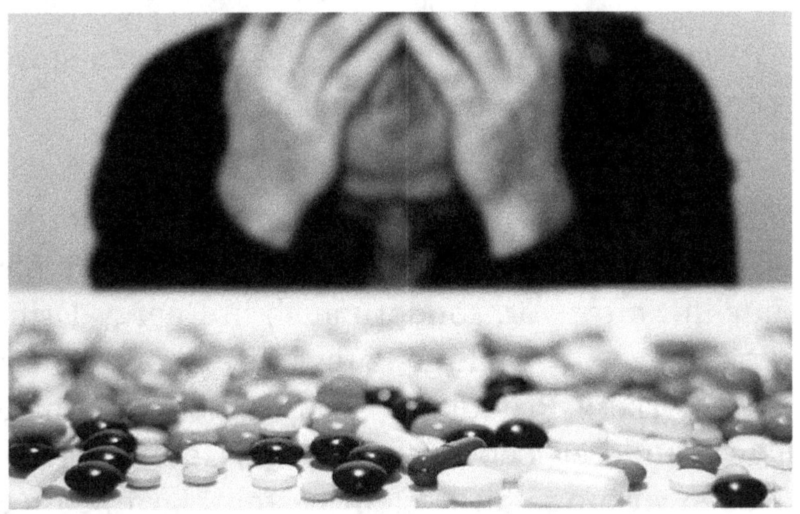

Kopfschmerzbehandlung mit Stimulanzien

Wenn bei Ihnen als Nebenwirkung Ihres Rezepts wiederkehrende Kopfschmerzen auftreten, fragen Sie Ihren Arzt nach der besten Behandlungsmethode. Ihr Arzt könnte die Art der verschriebenen Medikamente ändern, um die Symptome zu lindern.

Nummer 14
Koffein Kopfschmerz

Wussten Sie, dass Koffein Kopfschmerzen sowohl verursachen als auch lindern kann?

Kopfschmerzen können durch eine Überdosis Koffein verursacht werden. Koffein kommt nicht nur in Kaffee vor, sondern auch in Energy-Drinks, Training, Ergänzungsmitteln wie Pre-Workout-Produkten, bestimmten Limonaden sowie anderen Lebensmitteln und Getränken. Eine Nebenwirkung von Koffein besteht darin, dass Sie mehr urinieren (da es ein Diuretikum ist), was zu einer Dehydrierung führt. Dehydrierung kann wiederum Kopfschmerzen verursachen.

Andererseits kann Koffein auch bei der Behandlung von Kopfschmerzen helfen. Manchen Menschen wird von ihrem Arzt Koffein verschrieben, um chronische Kopfschmerzen zu lindern – insbesondere Patienten mit hypnotischen Kopfschmerzen.

Sobald sich Ihr Körper jedoch an das Koffein gewöhnt hat, kann es zu unangenehmen

Nebenwirkungen kommen, wenn Sie den Konsum auch nur für einen Tag unterbrechen. Da Koffein die das Gehirn umgebenden Blutgefäße verengt, führt ein plötzlicher Konsumstopp zu einer Erweiterung dieser Blutgefäße. Die erhöhte Durchblutung des Gehirns übt Druck auf die umgebenden Nerven aus, was Kopfschmerzen beim Koffeinentzug auslösen kann.

Dies kann jedem passieren, der regelmäßig Kaffee konsumiert, selbst in Dosen von nur einer Tasse Kaffee am Tag. Wenn Sie Koffein zur Linderung Ihrer Kopfschmerzen eingenommen haben, kann das Absetzen des Kokainkonsums zu einem „Rebound-Effekt" führen, bei dem sich Ihre Kopfschmerzen nach dem Absetzen verschlimmern – ähnlich wie eine übermäßige Einnahme von Medikamenten gegen Kopfschmerzen zu schlimmeren Kopfschmerzen führen kann nachdem Sie die Einnahme abgebrochen haben.

Koffein-Kopfschmerzbehandlung

Es gibt keine wirkliche Möglichkeit, das Auftreten von Koffein Kopfschmerzen zu verhindern oder zu stoppen. Wenn Sie jedoch regelmäßig Koffein konsumieren, können Sie Ihre Aufnahme überwachen, um sicherzustellen, dass Sie nicht jeden Tag zu viel Koffein zu sich nehmen. Trinken Sie außerdem viel Wasser, um sicherzustellen, dass Ihr Körper gut mit Feuchtigkeit versorgt ist, da Koffein harntreibend wirkt.

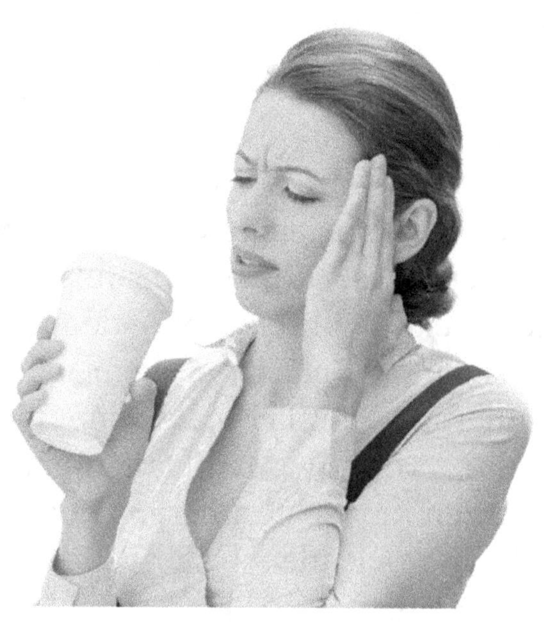

Nummer 15
Kater-Kopfschmerzen

Weinabende eignen sich hervorragend zum Entspannen – aber wenn man ein paar Gläser zu viel trinkt, kann das zu unangenehmen Folgen am Morgen führen.

Auch wenn Alkohol oft ein warmes und prickelndes Gefühl hervorruft, handelt es sich immer noch um eine Substanz, die sich negativ auf Gehirn, Leber, Nieren und andere Körpersysteme auswirkt. Viele dieser Effekte bleiben bis zum nächsten Tag bestehen, selbst nachdem Ihr Körper vom Alkohol entgiftet wurde. Dehydrierung ist neben Störungen der Blutchemie, der Verdauung und des Schlafzyklus ein wesentlicher Effekt. All dies mündet in dem, was wir als Kater kennen, der oft mit Kopfschmerzen einhergeht.

Die Dauer jedes Katers hängt davon ab, wie viel Alkohol konsumiert wurde, wie viel Flüssigkeit (oder dehydriert) Sie haben, wie schwer, geschlechtlich und aktuell Ihr Gesundheitszustand ist und vieles mehr.

Menschen, die bereits zu Migräne neigen, neigen dazu, zusätzlich zu ihrem Kater auch häufiger Kopfschmerzen zu verspüren.

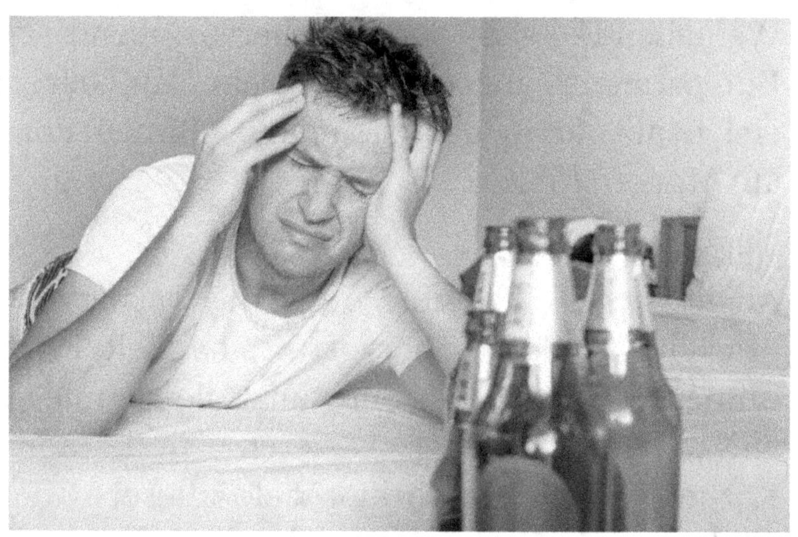

Behandlung von Kater Kopfschmerzen

Trotz aller Kater Getränke und -gelees, die angeblich Kater vorbeugen sollen, ist die beste und zuverlässigste Methode, einen Kater zu vermeiden: Nicht trinken.

Wenn Sie nach einer Nacht voller Genuss heftige Kopfschmerzen verspüren, können Sie Folgendes tun:

- Trinken Sie mehr Flüssigkeit (außer Alkohol), um einer Dehydrierung vorzubeugen, z. B. Wasser und Sportgetränke.

- Nehmen Sie keine Medikamente wie Paracetamol ein, die Ihre Leber überlasten könnten (und trinken Sie auf keinen Fall, wenn Sie Medikamente einnehmen).

- Vermeiden Sie mehr Alkohol – das ist eine Selbstverständlichkeit.

Wann sollte man wegen Kopfschmerzen einen Arzt aufsuchen?

Die meisten Kopfschmerzen sind in der Regel mild und verschwinden mit Ruhe und gelegentlicher Selbstmedikation. Wenn Ihre Kopfschmerzen chronisch sind, sollten Sie einen Hausarzt aufsuchen oder sich an einen Spezialisten überweisen lassen, der einen Behandlungsplan für Sie erstellen kann.

Auch wenn die meisten Kopfschmerzen keinen sofortigen medizinischen Eingriff erfordern, können anhaltende und starke Kopfschmerzen auf ernste Probleme hinweisen, die sofortige ärztliche Hilfe erfordern.

Konsultieren Sie sofort einen Arzt oder begeben Sie sich in die Notaufnahme, wenn Ihre Kopfschmerzen:

- Ist abrupt und schwerwiegend und/oder dauert mehr als 72 Stunden ohne oder mit geringen Unterbrechungen
- Tritt bei Fieber auf
- Tritt nach einer Kopfverletzung auf und wird schlimmer
- Hält einige Tage oder Wochen an und verschlimmert sich nach Husten, Anstrengung, Anstrengung oder einer plötzlichen Bewegung
- Wird von starkem und unkontrollierbarem Erbrechen begleitet
- Tritt zusammen mit Verwirrung und Schwierigkeiten auf, zu verstehen, was andere Leute sagen